U0388799

跟孩子谈

与动物的"安全距离"

故 事 音 频：格桑 ｜ 李光荣 文
宠物安全顾问：吴起 ｜ 王素燕 绘
媒 体 顾 问：卞祥 ｜ 张文宏 审

人民卫生出版社

写在前面的话

李光荣

2020 年 3 月

亲爱的小读者，你们好！2020 年初我们一起度过了一个漫长的假期，这样的假期，你可能从来没有经历过，甚至可能觉得怪怪的：不能上学，不能下楼，不能到街上玩儿，盼望已久的电影也不能去电影院看了。

刚过去的那个冬天发生了许多事情，叫人终生难忘。我们每天看到一批又一批的叔叔阿姨、大哥哥大姐姐们赶赴一线去救治病人。这些勇敢的"逆行者"，穿着笨笨的防护服，戴着口罩、眼罩、面屏，守护着病床上生病的人。我们每天被这些"最可爱的人"、这些英雄的"白衣天使"感动着，同时也牵挂着他们，在心里默祝他们平安无恙。电视里，医生一遍一遍告诉我们，外面发生了传染病，希望我们好好待在家里，安心"隔离"，那就是为国家做贡献！

可是，面对眼前的一切，你会感到茫然吗？待在家里为什么就可以帮助我们的城市渡过难关呢？还有，"新冠肺炎"这个神秘的传染病是从哪里来，又是怎么传播开的呢？其他与动物有关的传染病，是怎么波及人类的？

为了回答你的疑惑，我们编写这本随身册。希望它能帮你了解动物源性传染病，了解如何预防这些疾病，如何与动物保持适当的安全距离，和谐相处。若你读了能有所收获，我们的小小的心愿就达到了。谢谢你们给予我们的这份欣慰！

当你认认真真读完这本书，还有什么未解的疑惑，欢迎你写信给我们。zhn@pmph.com

顺祝快乐成长！

目录

我们的

城市

怎么了

1

繁华的城市
突然空荡荡了，
　　每一户人家
都在窗户里面向外张望。

　　每一个人
都在躲避看不见的病毒。

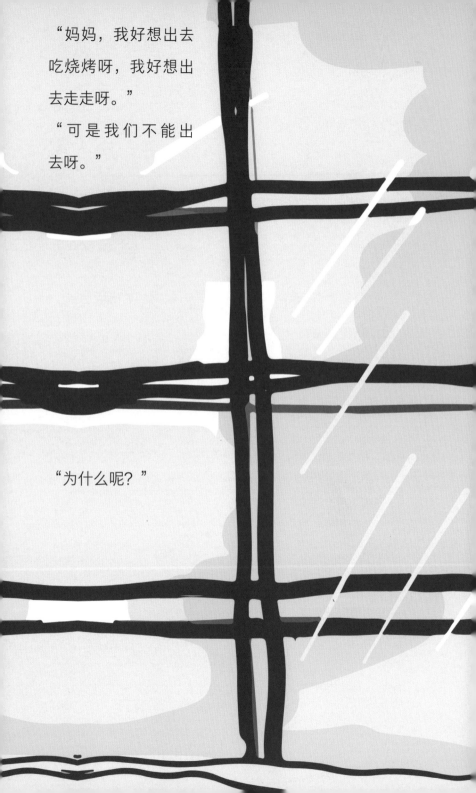

"妈妈，我好想出去吃烧烤呀，我好想出去走走呀。"

"可是我们不能出去呀。"

"为什么呢？"

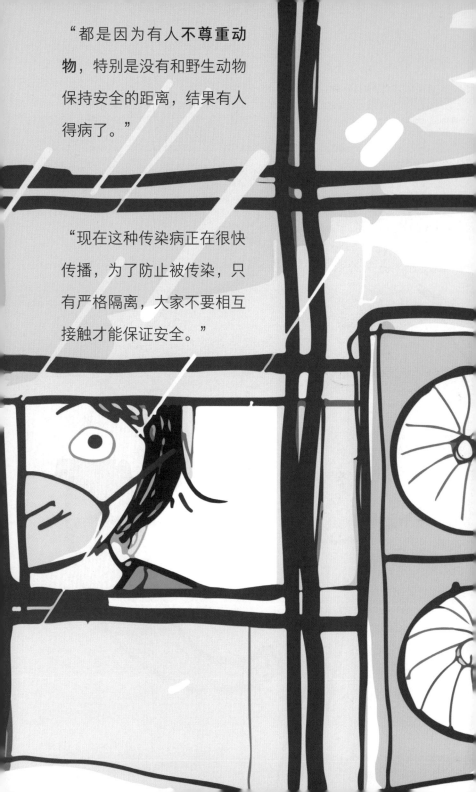

"都是因为有人**不尊重动物**，特别是没有和野生动物保持安全的距离，结果有人得病了。"

"现在这种传染病正在很快传播，为了防止被传染，只有严格隔离，大家不要相互接触才能保证安全。"

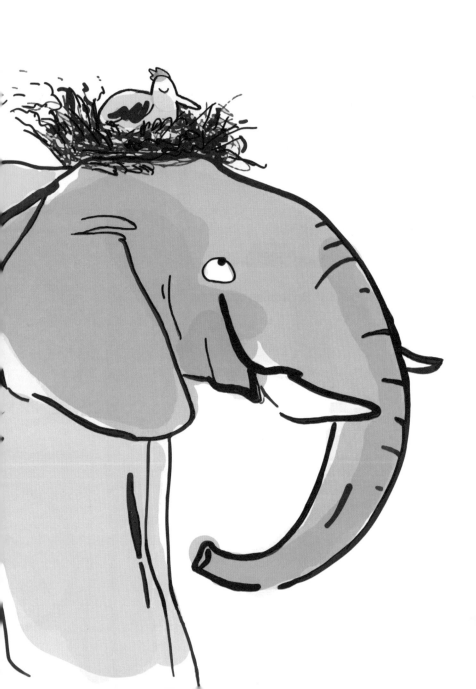

"不尊重动物的危害可真大呀！"

"是的，人类与动物共同拥有一个地球，也共同拥有许多疾病，特别是传染病。历史上，传统的传染病有的是从动物来的，像鼠疫、狂犬病，有的不是从动物来的。但新发传染病大部分是从野生动物来的，比如埃博拉出血热、艾滋病等，都来源于动物。"

"我们过去总是说，人是大自然的主宰。人类随意支配动物，大规模猎杀野生动物，不断地侵占野生动物的生存空间。这个过程中，人类也遭到了大自然的报复，一些病毒和致病菌也从野生动物身上传到人的身上，导致人类发病，这些病主要是传染病。"

"妈妈，什么是传染病呢？"

"传染病能在医学上'独立门户'，是因为它有独特的'个性'。首先，传染病是由各种病原体引起的疾病。病原体是个总称，包括病毒、细菌等微生物，还包括寄生虫。病毒你知道了，这次疫情的主犯就是新型冠状病毒；寄生虫也可以传染，你听说过吗？屠呦呦奶奶研制出青蒿素获得了诺贝尔生理学或医学奖，青蒿素治疗的疟疾，就是寄生虫感染引起的传染病。其次，传染病有传染性，A 感染病原体后可以传给 B，让 B 发生了感染；B 又能把病原体传给 C。"

　　"这个场景就像朋友圈的文章刷屏，大家都被'传染'了，接力转起来，阅读量就上来了，这在传染病，就叫流行。传染病的'流行'跟你们班上同学们说的今年的'流行乐''流行色'有那么点儿相似，传染病也有这种'流行'潜质。"

"很多人分不清'传染'和'流行'，这也难怪，都是专业术语呢。前者似'侵略占领'，后者像'击鼓传花'。传染病一旦流行起来，波及面就大了，如果大流行，患病的人多得就会像很多副多米诺骨牌同时倒下一样，哗啦啦一大片。"

"而病原体就像'击鼓传花'的彩球，从上一个队员那里接过来，传递给下一个队员。病原体的威力在于它能大量复制，就像很多很多的彩球在人群中传递。我会把这方面的医学知识慢慢讲给你。"

"好的，妈妈。我们这次遇到的新型冠状病毒是从什么动物身上来的呢？"

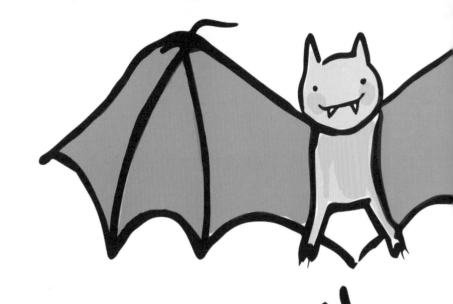

"这次新冠病毒很有可能来源于蝙蝠，基因测序相似度比较高，但不完全一致，科学家推测还要经过中间宿主。有的学者提出了穿山甲等动物是这次新冠病毒传播的中间宿主，然后传给人，进一步引起人传人。这些结论需要确凿证据来证实，我们姑且把它作为一个'悬案'。"

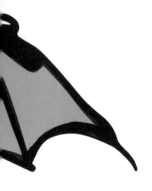

　　"中间宿主是指人类以外的某些动物，从其他物种那里感染了病毒、细菌或寄生虫等，再转而传染给人，这个中间的动物，就叫中间宿主，它是病原体跨物种传染的必要'桥梁'。"

　　"为什么要有中间宿主呢？病毒为什么不直接从蝙蝠传递给人呢？"

"你要打破砂锅问到底呀！这是个很有趣的问题，但也有点儿复杂。蝙蝠在地球上的'资历'很老，比人类古老得多。蝙蝠像鸟一样飞行，但它不是鸟，而是哺乳动物。它所在的翼手目与灵长类有比较近的共同祖先，因此它与人的亲缘关系可能比猪牛羊这些动物更近一些。某些远古留下的病毒可能在人和蝙蝠的细胞上都有相应的病毒受体，给病毒的跨种传播创造条件。"

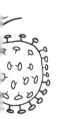

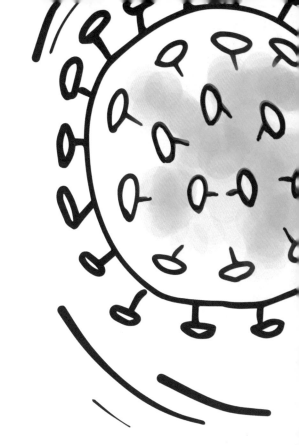

"蝙蝠虽然携带病毒，但自身却不发病，这种现象引起了研究者的关注。有的研究者提出蝙蝠是飞行动物，代谢高、耗氧多，为了适应这种高代谢的生活，蝙蝠进化出一些独特的本领，比如免疫系统与众不同。它体内可以产生独特的干扰素，这种干扰素就像体内的一个修补匠，哪里的 DNA 有损伤了，就到哪里修修补补，这个修补匠还可以抑制病毒的复制，病毒在蝙蝠体内处于受限制状态，所以，蝙蝠可以携带病毒，但病毒在蝙蝠体内却是乖乖的，不致病。"

"从蝙蝠直接到人的可能性不是没有，但可能性不大，这是因为：

"一是蝙蝠体内病毒复制水平低，难以跨越种属屏障而直接侵犯人类。

"二是蝙蝠生活习性特殊，远离人类，与人交集极少。"

"中间宿主的出现或可说是'应运而生'，一是在中间宿主体内，病毒可以大量复制，产生快速变异，由不侵犯人，到侵犯人，步伐加快了。二是中间宿主与人类接触的机会多。"

"可以感染病毒的中间宿主种类很多，所有动物都难逃'嫌疑'，都可能感染蝙蝠携带的病毒，成为病毒变异的中间宿主。"

"这是科学家现在根据已知信息所做的推测或阶段性结论，其实很多问题现在还不是很清楚，任何结论都要靠证据支撑才有说服力。"

"好了，今天不早了，赶紧洗脸刷牙，明天我给你讲一本叫《十日谈》的书。"

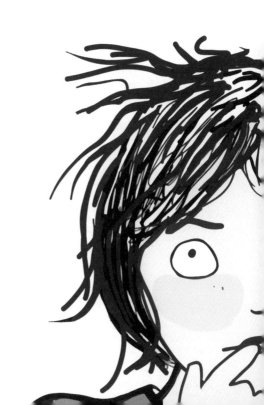

《十日谈》

与

动物来源的

传染病

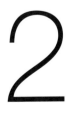

世界文学史上，

有一本经典作品叫《十日谈》。

故事开头说，

在佛罗伦萨闹瘟疫期间，

某个清晨，

七位美丽的小姐在教堂

遇到三位英俊的青年男子。

小姐中有三人是

三位男青年各自所爱的人，

别的几位与他们有亲戚关系，

他们结伴躲到一个与世隔绝的地方，

逃避瘟疫的"追杀"。

他们商定，

每人每天讲一个动人的故事，

度过最难熬的时光。

前后一共讲了 10 天，

中间因为种种原因耽误了 5 天，

15 天中讲了 100 个故事，

收集成集子就叫《十日谈》。

那次流行的瘟疫，

叫鼠疫。

"传染病是人类的夙敌。历史上，动物源性传染病一次又一次流行，给人类带来巨大的灾难，甚至对人类的生存构成极大威胁，其危害有时超过战争和严重的自然灾害。单就鼠疫来说，发生过 3 次世界性大流行。"

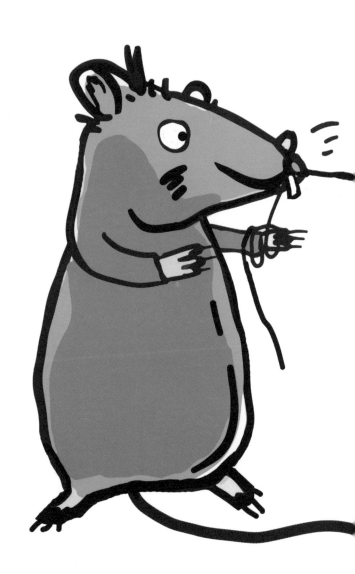

"第一次大流行持续了半个世纪，死亡近 1 亿人；第二次大流行仅欧洲就死亡 2500 万人，占当时欧洲人口的四分之一，意大利和英国死者占其人口的半数，这种可怕的疾病被人们形象地称为'黑死病'；第三次大流行波及 60 多个国家，其传播速度之快、波及地区之广，远远超过前两次大流行。重翻历史，依旧令人触目惊心、唏嘘不已。"

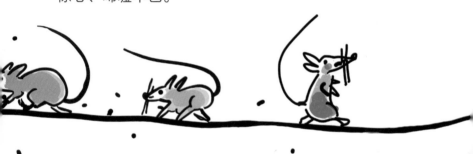

"天哪！真是一场噩梦！"

"引起动物源性传染病新出现或旧病卷土重来的原因是复杂的。人类和病原体都在变化，病原体繁殖很快，进化也很快，有的病原体一天内的变化，可能相当于人类一千年中的进化，因此人类在这场'竞赛'中处于很不利的地位。同时，一些动物，有些是原始森林中的动物，由于容身之地越来越少了，与人类的接触机会越来越多，动物身上的病原体有机会传播到人类中间。而病原体从一个物种转移到另一个物种，往往会导致一种新

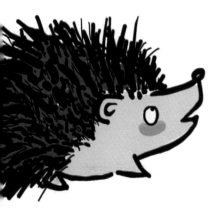

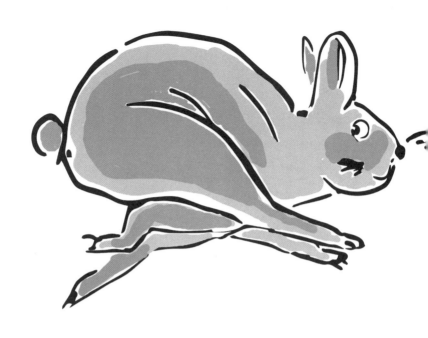

的传染病流行，并且异常凶猛，众所周知的艾滋病、埃博拉出血热就是典型的例子。"

"不难看出，传染病及其病原体之所以'生生不息'，是进化和自然选择的结果。而我们人类，与传染病的斗争也会永无休止。"

"好了，现在妈妈要去准备你的晚饭了。咱们晚上健身完再继续啊。今天吃什么呢，宝贝儿？"

"蛋炒饭！"

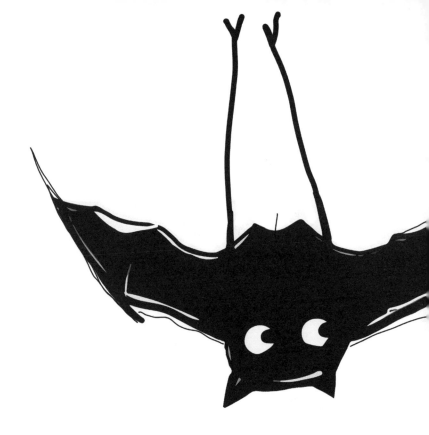

"妈妈，我昨天晚上做梦都是在野外探索洞穴，头顶上挂着好多蝙蝠呢。"

"是吗，宝贝儿。这个场景在另一本书里也有描写呢，是关于埃博拉的。"

"妈妈，我知道那本书！埃博拉病毒又叫'病毒之王'！"

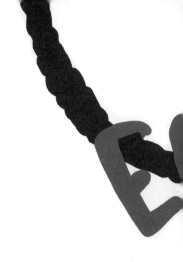

　　"这种病毒通过人与动物接触进入人体，在人和人之间传播，你看过它的图片吗？我网上找找看。在电子显微镜下，你看它外形像不像咱们常见的工艺品'如意'？不过，它导致的后果却非常叫人'不如意'！这种丝状的病毒在人体内大量繁殖，导致多个器官出血、坏死，很惨烈，就像一个个微型炸弹，从内部把人体'轰炸'得一片狼藉。很多患者感染 48 小时后便死亡，病死率非常高。有一些照料病人的医生、护士感染，参

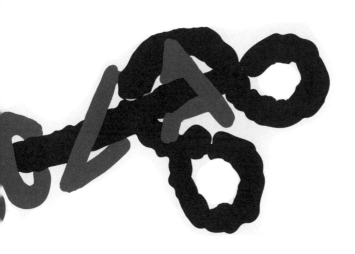

加葬礼的亲属触摸病故者也会被传染，没有药物可以救治。"

"天啊！好可怕。"

"这类病毒还有一些兄弟，一个比一个'诡异'，它们都与野生动物有关。埃博拉出血热 1976 年第一次在非洲爆发，从相关研究看，果蝠是这种病毒的原始宿主，中间宿主是什么还不很清楚，然后传给人。"

"人们说新冠病毒'非常妖'，其实病毒之'妖'都差不多，彼此彼此。只要跨过'种间屏障'，新的生物体，比如人，对跨种传播来的病毒不适应，病毒就会'称王称霸'。"

"要是有人说，没有动物就没有这些疾病了。但这一定不对，可是我怎么反驳呢？"

"这是个简单而又复杂的问题！动物是大自然的一个重要组成部分，动物物种的消亡会导致整个生态的失衡。微生物包括病毒，也是大自然的一部分。在进化史上，有些动物比人类更古老，所以病毒先感染了动物，感染以后病毒在动物体内不断变异、进化，适应了在动物体内生存。"

"要知道病毒不能独立在自然界存活，必须有生物体做宿主，而且这个宿主感染了病毒后，必须是不发病或病情较轻的。如果宿主马上死掉，病毒也难以存活，会跟宿主'同归于尽'。比如多种病毒适应了蝙蝠作为宿主,蝙蝠体内虽然存积了多种病原体,但本身没症状。"

"从某种意义上可以说,蝙蝠替人类挡了'箭',世界上待解之谜太多太多,多少难题叫人应接不暇!"

"再来说说这些传染病的中间宿主,很多都比我们人类的历史还久远,我们能随随便便消除它们吗?"

"不能呀。"

"人类在食物链的最顶端,而且学会了饲养家畜,已经有了足够的食物。可是那种吃野生动物的陋习却在世界各地屡禁不止。我们去世界各地旅游,形形色色的野生动物被做成食物端上餐桌,这是多么野蛮和愚昧的事情呀。为了获得动物的皮毛或者肉质、珍贵的象牙和虎骨,人类对野生动物的杀戮每天都在上演。人们不但侵入了野生动物的'地盘',而且把它们的皮毛穿在身上,把它们的肉吞入腹中,在这个过程中,人类也要接受野生动物的'馈赠'——疾病。**新发传染病大部分来自野生动物，现在已经成为非常大的问题。**"

"我们本来不该惊扰它们的生活，不该去猎杀动物呀！"

"孩子你说得对。我们不能随便捕杀野生动物，更不要为了自己的口舌之快剥夺野生动物的生命。

"我们人类要对大自然怀抱一种敬畏之心，与野生动物共生共存于地球上，这是预防动物源性传染病的重要措施。其次，我们也要善待身边的动物朋友。"

"明天我给你讲一讲这些动物。"

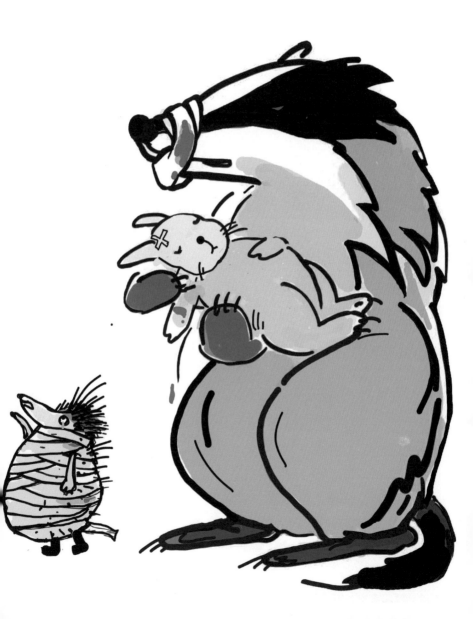

人类

身边的

动物

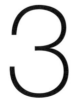

与动物保持"安全距离"
不仅仅是指禁猎和食用野生动物，
保护野生动物的自然生态
也是非常重要的。
还有几个距离也很重要，那就是
我们与身边的动物
也要有一个保护彼此的
"安全距离"。

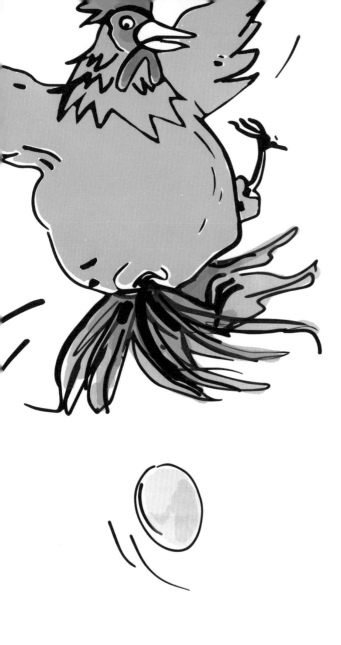

"妈妈，你说我们人类饲养的动物，会不会也有传染病呢？"

"有啊，不但有，还挺多呢！比如一种常见传染病是鸡瘟，鸡瘟是一个总称，包括好几种鸡的传染病，其中大多数不传染人，但是这里面有一种叫禽流感的可以传染人，流行起来很危险。另外，病死后的鸡肉会变质，其他有害的病原体会在病鸡肉内部繁殖，在这个过程中会产生和聚集毒素，导致食用者中毒。因为对人体有危害，我们国家是严格禁止将病死的猪、牛、鸡肉上市买卖的。出售病畜、病禽肉是违法的！"

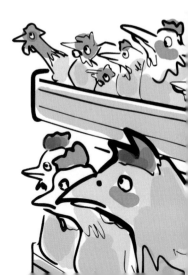

"再说另一种你可能没有听说过的疾病叫'布鲁氏菌病'。在我国，羊是这种病的主要传染源，猪和牛也可以传染。牧民或给羔羊接生的兽医是这种疾病的主要发病人群。家畜感染布氏杆菌后，人在养殖过程中可能受到感染；从事皮毛及肉类加工、挤奶工等可经皮肤或黏膜感染这种病菌；普通人进食未煮熟的病畜肉、未经消毒的奶及奶制品可经消化道感染。"

"人得了这种病会怎么样呢？"

"这个病在人身上的表现变化多端，很迷惑人，不容易被诊断出来。"

"有的仅表现为局部肿块，病情很轻；有的很复杂，多个器官同时发生病变，叫人捉摸不透。大多数病人有发热、关节疼等表现。羊型和猪型布鲁氏菌病大多较重，牛型的症状较轻。国内以羊型布鲁氏菌病最为多见。"

"好在这种传染病并不常见，只有在疫区才有，而

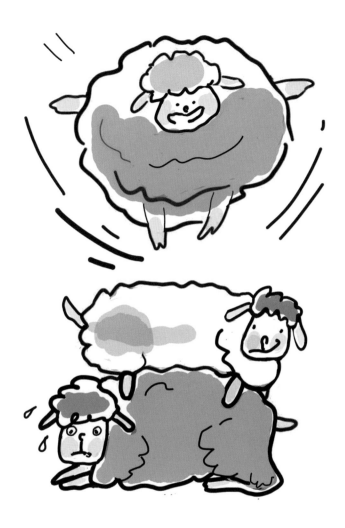

且人际传播力弱，还没有被发现人传染人。我知道你想问什么，是不是想问我，吃猪肉、羊肉、牛肉，喝奶，还安不安全呀？"

"对呀，还安不安全呢？"

"安全的，患病的动物毕竟是少数，健康动物多，动物的奶与肉都是可以食用的。我们国家的相关部门制定了很多制度，都是为了保障我们的餐桌安全。你现在每天吃的肉类都要经过严格的检疫，出厂时都盖了很多印章。"

"那么人的病毒能传染给动物吗？"

"这个问题，我觉得应该区别对待，多数不能。越过种间障碍不是那么容易的！比如，乙型、丙型流感肯定不会从人传染给动物。甲型流感倒有可能，但是，也没有证据。新型甲型流感病毒是三种流感病毒（人流感病毒、禽流感病毒和猪流感病毒）在中间宿主体内重组而成的新毒株，这种毒株才突破了种属屏障。从人再传给中间宿主之外的其他动物，理论上讲，是要突破种属屏障的。"

"总之，已知传染病从动物传染给人是多见的，从人传染给动物是罕见的。"

"病毒的重组变异是大自然进化的选择，不是动物的意愿，动物是无辜的，也是无罪的，是我们人类的索求过多。**给饲养的动物提供好的生存环境，不食用病死家畜和野生动物，其实也是善待我们自己。**"

"好了，今天已经很累了，明天我再继续。明天呢，我会给你讲讲疯牛病。"

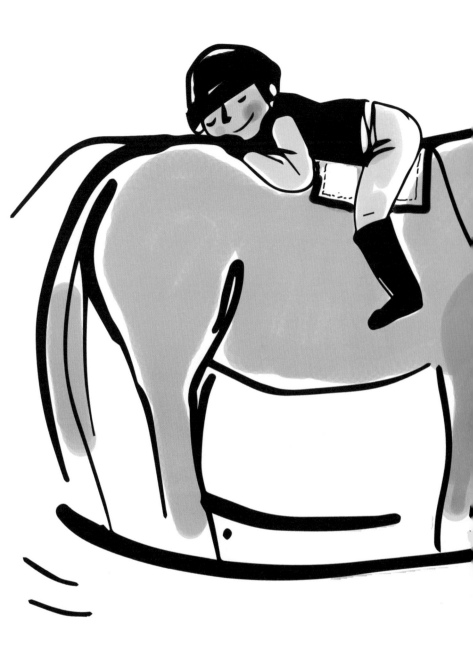

"安全距离"

无处不在

4

1985 年，英国一个农场
发生了一件
震惊世界的大事，
发现了"疯牛病"，
也就是"牛海绵状脑病"。

更为可怕的是，
疯牛病实现了跨物种传播，
能感染人。
这种疾病的病原是牛体内的
一种新传染性致病因子——朊毒体，
这一疾病造成了
巨大的经济损失和人心惶恐。
人们惊呼：
"牛疯了，人慌了！"

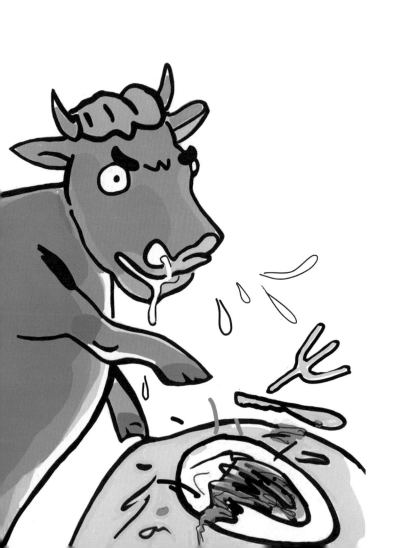

"'疯牛病'之所以能够传播，生吃牛肉的饮食习惯难辞其咎。这种吃生肉的饮食风俗也传到了我国。刀叉一摆，牛排 7 成熟，多有范儿。殊不知，生肉里可能带有细菌、未知病毒等微生物或寄生虫，如果不经过高温烹饪，生肉里的病原体就可能感染到食用者。朊毒体就是感染了人，病人出现了精神症状，才被人发现的。谁能保证没有第二种类似的传染病，比如什么'疯马病''疯驴病'之类出现呢？"

　　"看来吃生肉还是很危险的。"

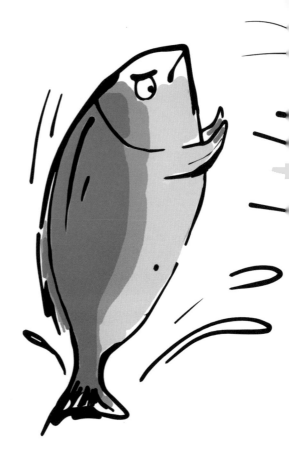

"吃生鱼片也不是百分百安全呢！"

"啊？那三文鱼鱼片还能吃吗？"

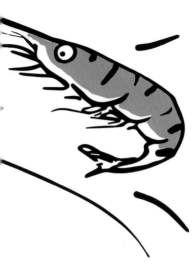

"三文鱼来源于海洋，安全性高一些，但是也可能带有寄生虫，常见的是异尖线虫，日本、韩国、荷兰、美国、挪威等国家报道过异尖线虫病例，我国报道过多种海鱼寄生有这种寄生虫，人体食用这种生鱼片感染幼虫后，轻者胃肠不适，重者有上腹部剧痛等症状。听上去不太妙，不过海鱼的寄生虫一般不能在人体内长期存活。但是淡水鱼（包括陆封型虹鳟鱼）就不同了！淡水鱼带有许多寄生虫，即便养殖鱼的水质非常干净卫生，淡水鱼的生鱼片也是不能直接吃的，必须做成熟鱼片才能吃，否则可能感染寄生虫，引发严重的健康问题，甚至危及生命。"

"吃生肉、吃生鱼片是不安全的，但我们管住嘴、全社会提高卫生观念和健康素养，就能防住它。我们身边还隐藏着一类动物来源的传染病，防不胜防。"

"是什么呢？"

"虫媒传染病。"

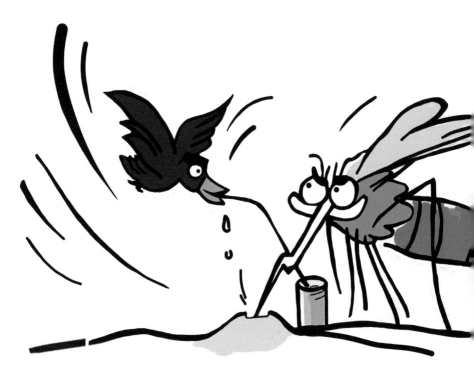

"我们一开始就说到的疟疾，民间叫'打摆子'，就是一种虫媒传染病，这种病的病原体是一种寄生虫，叫疟原虫。想想看，'打摆子'还好受得了吗？发冷时像坐在冰上，发热时像坐在火炉上，真把人折腾死了！疟原虫这家伙很'鬼'，它不直接侵犯人体，而是通过蚊虫叮咬传播。蚊子把疟疾病人血液内的疟原虫吸入自己体内，再咬下一个人的时候，就把疟原虫注入另外一个人体内，疟疾也就从一个人传染给了另一个人。"

"如果我们去疟疾流行的地区，就要特别注意防蚊，否则很容易被传染。"

"乙型脑炎病毒也是通过蚊虫叮咬传播的，这种病毒性脑炎对人的危害很大，比流脑还厉害，夏秋季高发，每一个小朋友都需要打乙脑疫苗，就是为预防它。"

"原来如此，我又学习了一个新名词——虫媒传染病。"

"我们夏季要防蚊，涂抹花露水管点儿用，最重要的是物理隔离——外出穿好长袖、长筒衣裤，不要把身体直接暴露在外面，尤其是下午六七点钟的时候蚊子最多。晚上睡觉挂蚊帐，这些都是很好的防蚊措施。"

"好的，我记住了。妈妈，那我们和猫猫狗狗之间的距离，也是要注意的，是吗？"

"很对！宠物猫和狗需要打疫苗预防狂犬病，狂犬病是人兽共患传染病，一旦发病就没有救，病人对声、光、风、痛等很敏感，有的病人听到水声都会全身抽搐，这个病又叫'恐水症'，病死率是100%。被猫或狗抓伤、咬伤后及时注射狂犬病疫苗很重要，可以预防发病。"

路易斯·巴斯德

（Louis Pasteur，1822—1895）

出生于法国，
著名的微生物学家、化学家，
研制出
鸡霍乱疫苗、狂犬病疫苗
等多种疫苗。

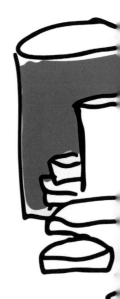

"虽然伟大的科学家发明了疫苗把人们保护得很好，防止了很多疾病的传播，但最有效的防范依然是与动物保持'安全距离'。"

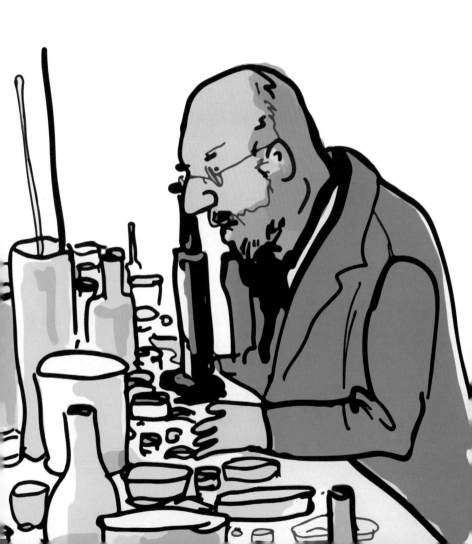

"小伙伴如果不慎被宠物咬伤、抓伤，首先要及时对伤口进行清洗消毒，伤口处理越早越好。伤口较深时需要到医院，全面彻底地进行清创处理。而且，一定要到正规预防接种门诊去接种狂犬病疫苗，有的还需要注射狂犬病免疫球蛋白。

"养犬者、养猫者要按时给宠物接种狂犬疫苗。"

"户外遇见陌生的狗狗，不要贸然亲近它们，应征得宠物主人的同意，并观察动物的反应，如果动物表示了友好，可以先握拳慢慢靠近动物，让动物熟悉你的气味，然后再亲近动物。"

"如果遇到流浪狗，不要跟它进行眼神对视，也不要大声尖叫和奔跑，这样会激惹到狗狗。"

"妈妈，遇到流浪猫我们也不要打扰和惊吓到它们。"

"你说得很对，流浪猫很多都曾经被人收养，后来又被遗弃。这对猫猫来说是一个悲伤的经历。我们建议小朋友在收养宠物前一定要充分了解宠物的习性、宠物健康知识、居住环境是否适宜收养宠物，考虑好自己是否能为宠物的一生负责再做决定。"

"陪伴人类的宠物猫和狗，我们认养了它们，也要为它们的健康负责，要给它们接种狂犬病疫苗，保护它们不被病毒感染；还要给它们留足'个人'空间，最忌讳'亲密无间'。宠物毕竟不是人，它可能带有人体不适应的病原体，人一旦感染后果不堪设想，所以跟宠物之间保持'亲密有间'，怎么强调都不过分。"

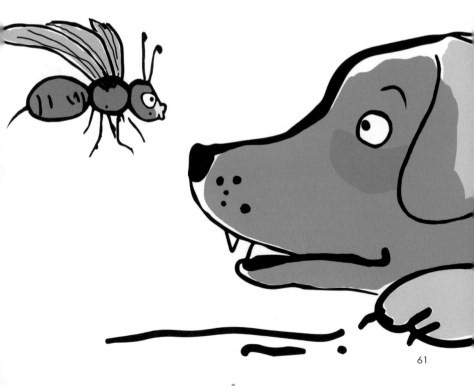

传染病传播的三个环节

5

传染病

能够传播开来

必须有

病原体的来源、

传播的途径、

被传染的人。

公共卫生
有一个
很重要的职责
就是
控制传染病的
传染和流行，
让传播停下来。

常用的手段就是
针对这三个环节采取措施：
管理传染源，
切断传播途径，
保护易感人群。

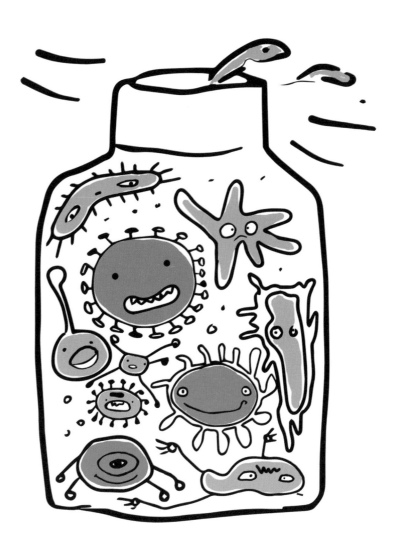

"妈妈，传染病是宰杀动物或者吃生肉才感染上的对吧。如果是从动物身上刮来一阵风或者下大雨把动物的病毒冲到人这里会不会感染病毒呀，病毒会不会铺天盖地地传染过来呢？"

"这个比喻很形象，但传染病不是风吹到我们身上就得上了的。相反，如果大自然的风吹过来，还能把病毒和细菌冲淡、吹跑呢。所以你看，平时家里或学校的教室里注意开窗通风，保持室内空气流通，是可以稀释或赶跑积存在封闭空间里的呼吸道传播病毒、细菌的。"

"你提问的问题涉及到了传染病的三环节之一——传播途径，我后面来说这个问题。无论病毒是从动物身上来的，还是从人传给人的，都需要有传播途径。"

"有些传染病'初来乍到'时很'温柔'，走路像猫儿一样，毫无声息。它不是风和雨带来，它来的时候我们看不到，难以引起警觉。"

"我们先来看传染病在人与人之间是怎么传播的，先模拟一个真实的场景：

我们以为自己很了解身边的人，其实并不完全了解。比如有四个人共住集体宿舍，其中一位舍友是结核病患者，这位舍友不愿意让人知道自己的病情，害怕被嫌弃。在日常接触中，如果其他某个人吸入了病人咳出的带菌的飞沫，结核杆菌就沿着呼吸道黏膜侵入气管，定植、分裂繁殖，向下入侵肺段，到达肺泡。如果被传染的这个人抵抗力强，细菌吸入的数量少，可能就不会发病；但如果赶上被传染的人身体劳累或营养不良、抵抗力低的时候，细菌就开始大量繁殖，导致人体发病。"

"流行性感冒，也叫流感，是通过呼吸道的飞沫和接触传播，从人传染到人的。得流感的小同学要在家休息，不要坚持去学校上课，如果要外出，则需要戴上口罩，防止自己咳嗽或对着别人讲话时把病毒传染给别人。"

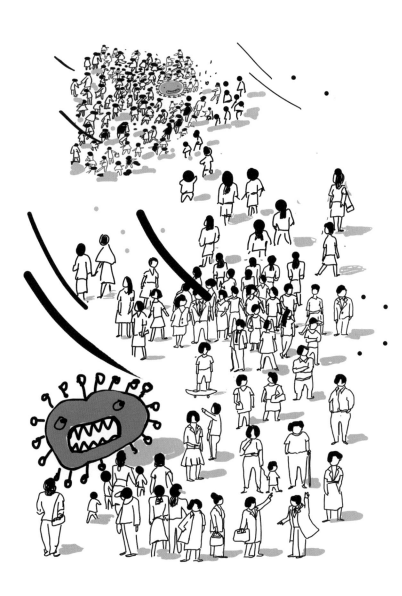

69

"从动物传染到人的传染病，很多是因为人们宰杀或密切接触野生动物所致。动物体内的病原体是鲜活的，当动物被宰杀时，它的生命在消逝，体内的病原体会从血液、体液中溢出来，黏附到宰杀者的袖口、前襟、手上，侵入皮肤的裂口中，这样完成了从动物到人的传染过程。然后再以多种途径，人传给人。"

　　"当然，也不是动物所有的传染病都可以传染给人类。现实跨种传播需要病原体本身适合跨种传播才行。"

"从上面的例子中我们可以反思与回顾，传染病能够传播开来，必须有病原体的来源、传播的途径、被传染的人，对不对？用严谨的术语讲，传染病的传播需要具备三个基本条件（或者是环节），这个过程叫'流行过程'。构成流行的这三个环节是传染源、传播途径和易感人群。"

"传染源是携带病原体的人或动物。

"途径，也就是'道路'，传播途径是表示病原体经过什么'道路'进入人体的。

"易感人群就是针对这种病原体没有特异性免疫力、容易被感染的人群，易感的个体叫易感者。"

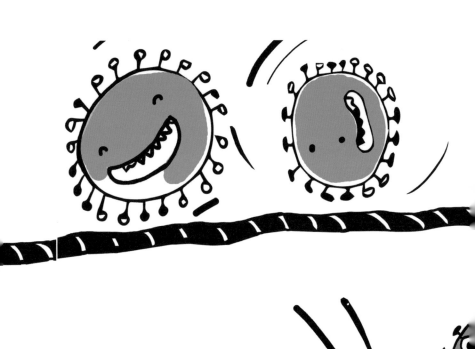

"三个环节形成一个链条，传染病就流行起来了，破坏链条上的任何一环，链条断开，流行便会平息下来。"

　　"那么，就要想办法让它们断开了！"

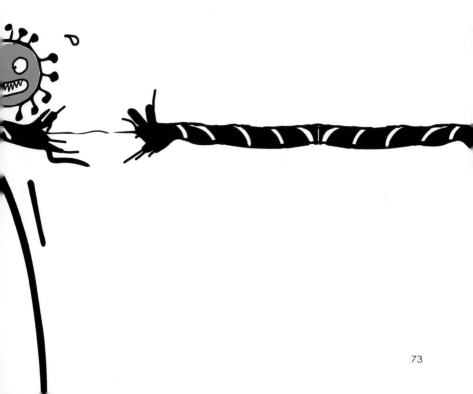

"是的！每种传染病的杀伤力、传染性会有所不同，公共卫生学里做流行病调研的学者就是要深入每一种传染病的现场，采集流行病学的数据资料，研究这种传染病的传播力、流行特征，等等。"

"公共卫生有一个很重要的职责就是控制传染病的传染和流行，让传播停下来。常用的手段就是针对这三个环节采取措施——管理传染源，切断传播途径，保护易感人群。"

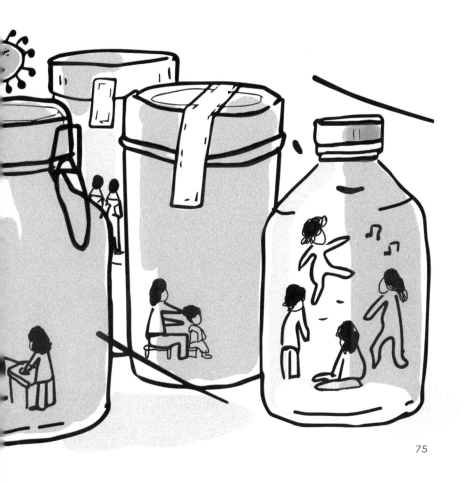

"不管怎么预防，三个环节是就在那里的。阻断传播链条绝对不是'消除'这三个环节！传染源只能'管理'，对传染源是病人的，我们要管理好病人，应收尽收，隔离治疗；对传染源是野生动物的，我们要远离野生动物。易感人群也是客观存在的，面对新冠病毒，我们所有人都是易感者，只能千方百计进行保护和防护。新冠肺炎的传播途径主要是呼吸道传播和接触传播，我们用口罩、防止接触等措施来阻断传播途径。病毒研究、治疗患者、群体预防三管齐下，就一定能够控制住'病魔'的肆虐！"

"妈妈，你让我学了好多新术语，等于提前进了医学院呢！管理好传染源、阻断传播途径、保护易感人群，这样就可以不让传染病传播起来了，我总结得不错吧。"

　　"很对。新中国成立后，为了保障人们的健康和安全，对于很多传统的传染病，我们国家采取了很多重要的措施，给小朋友免费预防接种疫苗进行计划免疫就是措施之一，这些措施取得了巨大的成就。"

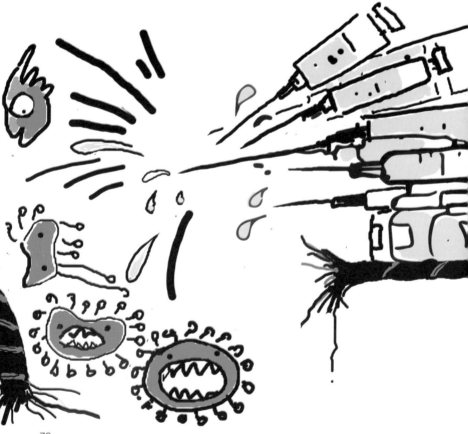

"打预防针的意义很大，就是把**'易感人群'变为'不易感人群'，有了稳固的'免疫屏障'**，传染病的传播就被阻断了。你一出生就打了一针乙肝疫苗，妈妈把你从医院抱回家前，护士阿姨还会给你接种预防结核病的卡介苗，都是为了保护你们这些小'易感人群'，促使你们的体内产生抗体，再接触乙肝病毒、结核杆菌就不容易被感染了！"

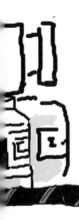

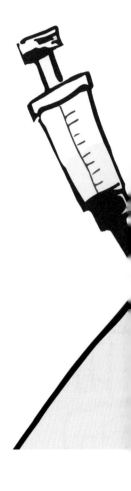

　　"每次打针前你都是安安静静的乖宝宝，但是一拨完针头，你就开始嗷嗷大哭，护士阿姨说你是那一拨儿里哭声最大的宝宝，肺活量大，将来一定能当歌唱家。"

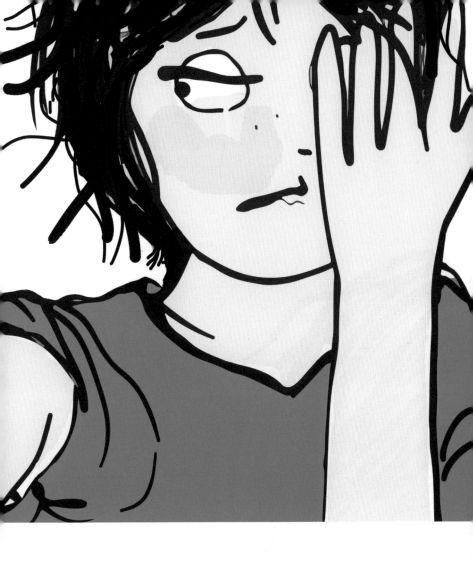

"哈哈，我小时候还有这光荣历史呢！"

"可不是吗！每次打预防针都要哭一场。"

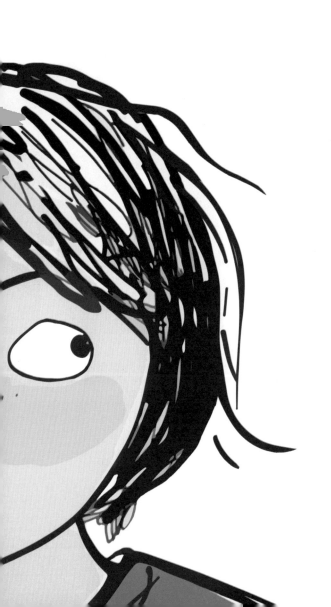

"有一次例外，你还记得吗？那次你没哭，甚至有点儿喜欢，护士阿姨给你喂了一粒糖丸，那个糖丸就是预防小儿麻痹症的口服脊髓灰质炎疫苗。这种疫苗于 1955 年由乔纳斯·索尔克研发成功，在我国，北京协和医院老院长顾方舟教授为制备减毒活疫苗付出了毕生心血。"

"历史上还曾有牛痘疫苗，为人类战胜天花立下过汗马功劳，在天花被消灭之后，它已经'光荣退役'，这些人类与传染病抗争的历史，我们不能忘记，要一代代传下去。每个人都应该了解一些健康知识和医学史，才能更理解生命健康是无价之宝。关于这个领域的故事，说来话长了，妈妈下一次再给你继续讲一讲，好不好？"

"那太好了！我还没听够呢。"

"对了，这次我还要补充一点，有一些传染病，特别是新发传染病还没有疫苗，比如艾滋病，这个病已经发现几十年了，至今也没有疫苗可用。研发疫苗需要时间，不是一下子就能完成的。当然研制疫苗能否成功，还要看病毒的特性，如果变异太快，疫苗刚出来就失效了，那难度就大了！

"即便没有疫苗，我们人类也不能不防传染病。'隔离'是最原始的方法，也是行之有效的方法。**病毒不是能经过呼吸道和接触传播吗？那就外出戴口罩，勤洗手，能待在家里就尽量待在家里**，这些都是为了隔离病毒。隔离加上良好的卫生防护等综合措施，就可以防止这种传染病的流行了！"

"这次新冠肺炎在城市里悄悄蔓延，最开始且一直到目前人们对它并不完全了解。开始时，许多人很开心地拎着礼物去看望长辈，兴冲冲地坐地铁去赴朋友的饭局，吃了饭局的人又去上班，又跟他同事一起吃饭。熬夜啊、蹦迪啊、卡拉 OK 呀，一天有 24 小时都不够用。大家都沉浸在人群聚集带来的快乐中。

　　"这就是我们的生活，高度的密集，密切的接触。我们的快乐很多都来自跟人的交流、交谈。

　　"飞机在空中穿梭，高铁在大地奔驰，我们在享受高科技带来的便利之时，当然也要替这种高频接触带来的安全隐患买单。人们生活在'地球村'，再远的距离，也只隔着一个航班的距离。

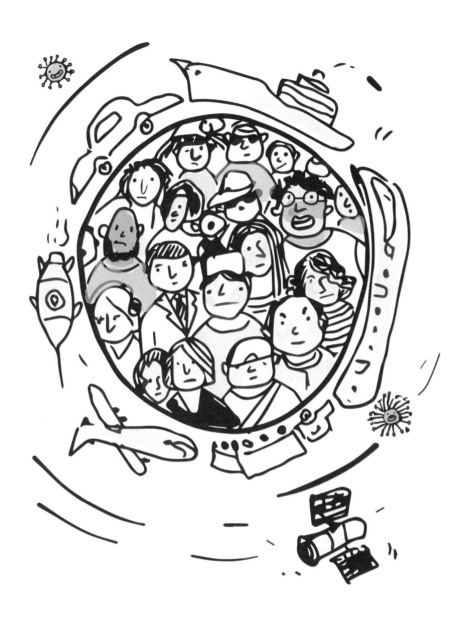

"你不知不觉中把危险带给心爱的人，你自己没事，别人可就难说了。"

"我现在知道为什么我们不能出门了，为了保护自己，我们都要好好待在家里！"

"其实，说起来也不全怨病毒，比如新冠肺炎，是机体的免疫系统掀起的'炎症风暴'，导致重症和死亡。"

"疫情发生后，有很多英勇的医务人员赶来救治患者，负责后勤的伯伯运走大量的医疗垃圾，公卫人员深入一线做现场流行病学调查，护士要抽取几十万份的血液标本，检验医师要检测几十万份的各种标本。社区工作人员、警察都在维持秩序。

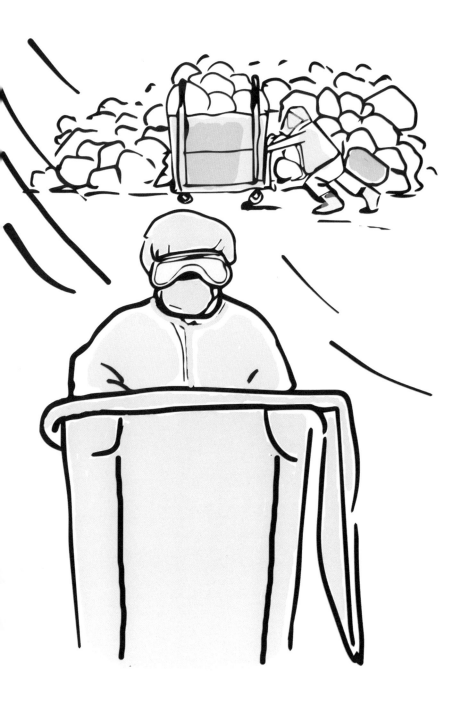

"N95 口罩、防护服每天的消耗很大，供不应求，很多志愿者从海外购买口罩、防护服捐献给一线的医务工作者。有很多爱心企业捐赠食物和日用品给隔离区的民众。我们来一起共同面对传染病，保卫好我们的城市和国家。"

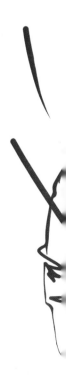

"尽管病毒很疯狂，疫情迅速蔓延，但是最终将会被控制。不过教训是深刻的。"

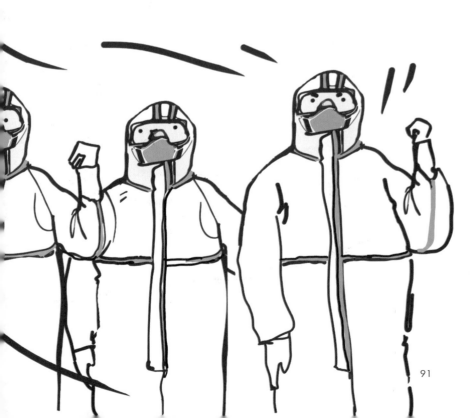

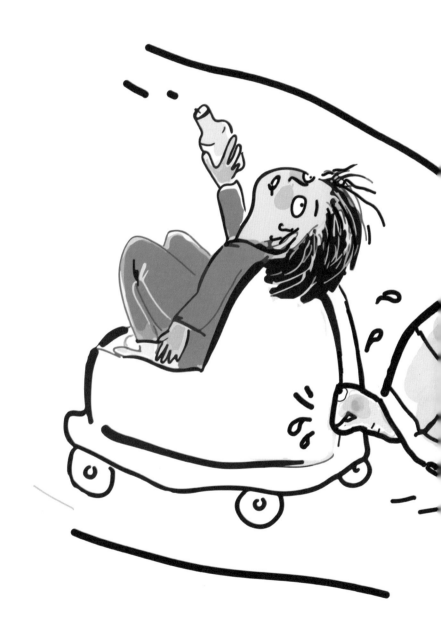

"一个小小的病毒颗粒，可以搅动得整个社会、每个人都不得安宁，真是不可思议。它就像幽灵一般，你看不见它，不知道它在哪里，却随时受到它的威胁！更悲惨的是，你可能就是下一个。我们必须做到的，就是响应政府号召，服从国家安排，疫情高峰期居家隔离，疾病筛查时配合检查，查出感染时要服从安置。"

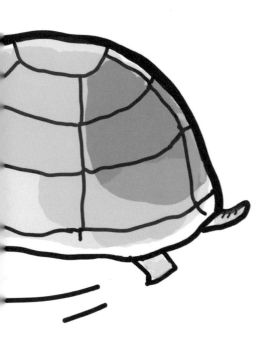

我的

卫生任务

清单

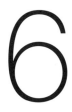

我们对动物有爱、
有距离，
我们对自己的身体也要有爱、
有关注。

健康是一种态度，
健康也是一种责任。

爱护健康、
了解健康知识和医学故事，
是每个人成长中
不可缺失的一课。

"妈妈，真没想到，人类这么聪明，还是不能征服小小的病毒、制服传染病。"

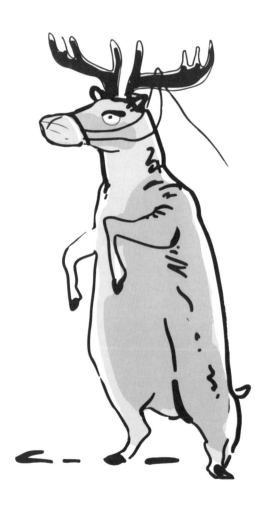
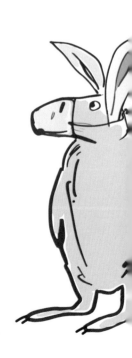

"长期以来，人类与传染病进行了不屈不挠的斗争，其顽强、其悲壮，完全可以称得上'可歌可泣'。回顾此历程，应该说，20世纪是人类征服传染病取得成就最辉煌的时期。肆虐数千年的天花被最后消灭了，麻风、脊髓灰质炎被消灭的日子也为期不远了。上述成就，离不开我们国家的政府和卫生部门的努力，也离不开世界卫生组织以及世界各个国家的责任担当与共同努力。"

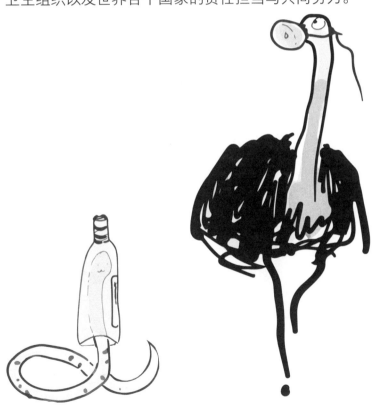

"然而，人类要征服传染病，道路依然曲折漫长。据世界卫生组织报告，传染病仍然是人类第一杀手，并且死亡的病人多数是婴幼儿。人类对抗传染病历程中每一个或大或小的进展都令人由衷地高兴，同样地，问题也令人心忧。"

"妈妈要告诉你一个小秘密，病毒其实没有人们想象的那么坚不可摧，离开人体或动物体，再强大的病毒暴露在外界环境中时，就像鱼儿离了水，存活的时间是有限的。病毒和细菌都怕高温，煮沸消毒是可以杀灭病毒的。病毒也害怕酒精等消毒剂，我们也可以用75%的酒精或其他消毒剂擦拭物体表面，杀灭物品表面的病毒。"

"我们还要跟医生们一起传播不食野味的观念，与野生动物保持'安全距离'，疫情期间不聚集，少出门，外出戴口罩。"

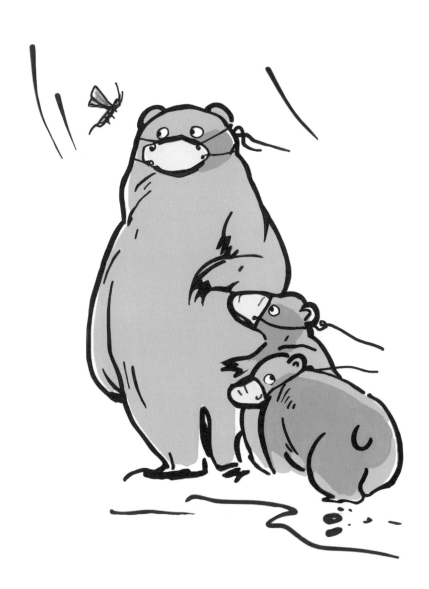

"还要学会正确洗手，勤剪指甲，讲究个人卫生。"

洗手是预防传染病最简单有效的措施之一，保持手部清洁卫生可以有效降低感染风险。

需要洗手的情况：

外出归来；

戴口罩前及摘除口罩后；

准备接触小婴儿前；

接触过鼻涕、唾液和泪液后，咳嗽打喷嚏后；

准备食物前；

饭前便后；

接触过公共设施或物品后（如扶手、门把手、电梯按钮、钱币、快递等物品）；

去医院或接触病人后。

"千万不要一边翻书页，一边用舌头舔一下手指，这也是坏习惯。洗过手以后，就专心吃东西，不要边吃东西边玩手机，手机表面也是有很多病原体的。"

"有的小同学洗手就是把两只手放在水管下冲几秒钟，这样是起不到手卫生的作用的。我们要从小学会正确的洗手方法。"

七步洗手法

先把双手用流水充分沾湿，把手上涂满肥皂或洗手液，洗得慢一点儿、仔细一点儿，不要应付了事，全过程要认真揉搓双手，按照下面这个顺序：

第一步：洗手掌。流水湿润双手，涂抹洗手液（或肥皂），掌心相对，手指并拢相互揉搓；

第二步：洗手背面指缝。手心对手背沿指缝相互揉搓，双手交换进行；

第三步：洗手掌面指缝。掌心相对，双手交叉沿指缝相互揉搓；

第四步：洗指背。弯曲各手指关节，半握拳把指背放在另一手掌心旋转揉搓，双手交换进行；

第五步：洗拇指。一手握另一手大拇指旋转揉搓，双手交换进行；

第六步：洗指尖。把指尖合拢在另一手掌心旋转揉搓，双手交换进行；

第七步：洗手腕、手臂。揉搓手腕、手臂，双手交换进行。

"湿纸巾和免洗洗手液都不能做到100%去除脏污和病菌，必要时还是需要洗手。"

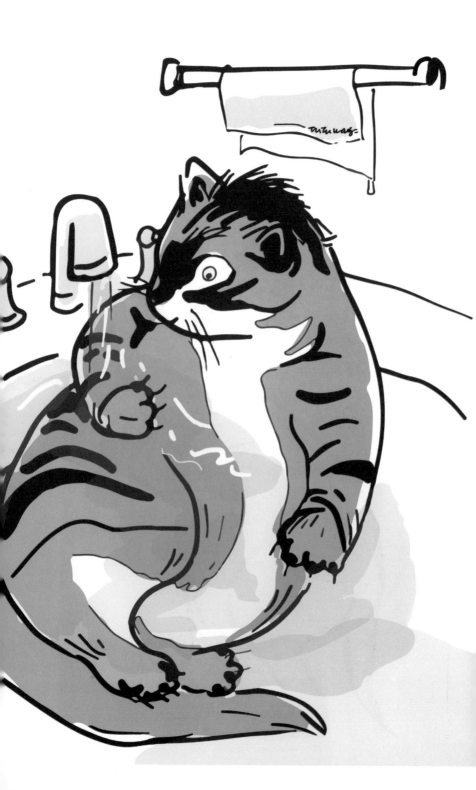

"从小养成爱护健康、防止传播疾病的好习惯，在自助餐厅挑选食物时不要说话（说话会让飞沫溅到公共自选的饭菜里）；为别人分发餐食时要戴口罩（不然很容易让飞沫污染别人的餐食）；不要与他人共用吸管、水杯等物品；不要对着人咳嗽或打喷嚏。"

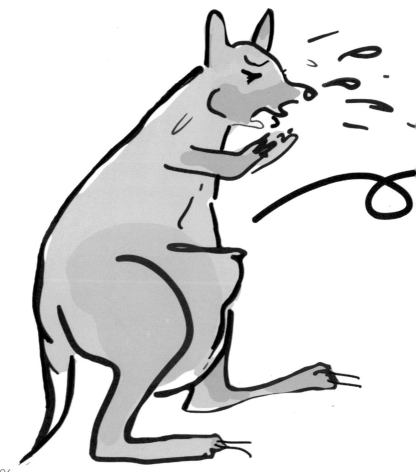

咳嗽和喷嚏礼仪

1. 咳嗽和打喷嚏时,尽量避开人群,用纸巾捂住口鼻,避免用双手遮盖口鼻。

2. 如果临时找不到纸巾,可弯曲手肘后,再遮盖口鼻。

3. 使用过的纸巾要丢到垃圾桶里。

4. 咳嗽或打喷嚏后要立即清洗双手。

5. 日常说话时音量不要过高,避免"唾沫横飞"。

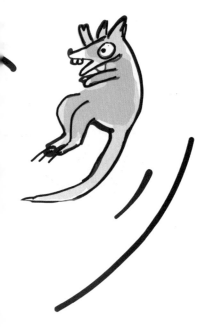

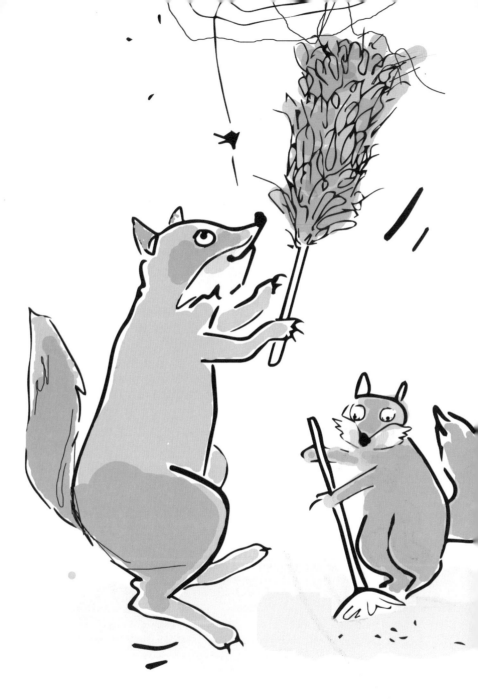

"还有一件从小就要做到的事情，就是在家居生活中，孩子协助大人把家里整理得结构简单、整齐有序。"

"把做卫生这件事就当作每天吃饭一样必不可少。桌面、地面的灰尘要打扫干净，以防止把病原体从外界带回家里。沙发下面、床底下的边边角角都要打扫到。厨房、卫生间要注意保持干燥，及时清理杂物，冰箱要定期清理。总之，树立起健康家居生活理念，需要我们把每一处细节做得更好、更到位。"

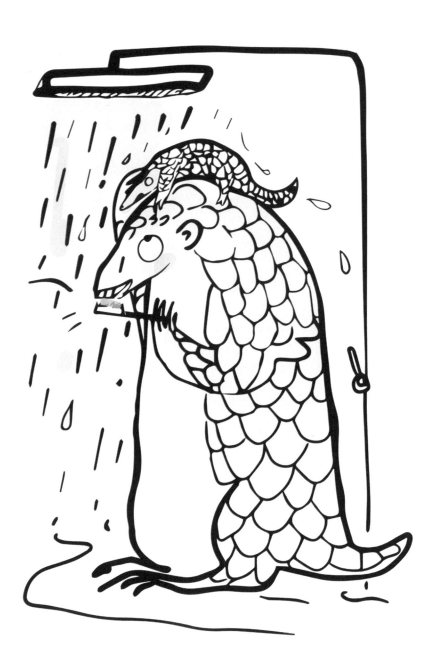

"还有呢,吃饭,无论在家里还是在外面,使用公筷、公勺。"

"夏天注意防蚊虫叮咬。"

"说得很对!还有哪些呢?我们可以和同学们、家长朋友们一起来列清单,这个清单叫'我的卫生任务清单'。"

望着空荡荡的窗外,我们安静了下来,我们有了时间,坐下来想想,是否我们做错了什么,有什么是我们能去改变的。

"上一次传染病在全球暴发，还是 2009 年甲型流感大流行。它像一场飓风，从南半球刮到北半球，我国也被波及。在这场迎击流感的战斗中，我们最终靠医务人员的努力和奥司他韦等有效抗病毒药物的使用而胜出。当疫情平息下来，人们发现，胜利的代价是如此沉重，病魔夺去了许多人的生命，还造成了全球 500 亿美元的经济损失。

　　"随着国际交流的日益密切和频繁，传染病几乎能够同步从一个国家传播到另一个国家，无论国家大小强弱，都难以幸免。

　　"传染病是人类共同的敌人，只有各国通力合作，才能共同防护、共克时艰。"

　　"疫情结束后，我们将恢复正常的生活，重回广阔的大自然，拥抱大自然母亲。然而大自然的儿女众多，共同组成一个'生命共同体'，并不仅限于人类。我们应该对慈爱而又心胸宽阔的伟大母亲心怀敬畏，对其他生物包括野生动物的生命心存敬畏，对环境保护和世界人民的健康安全担负一己之责。"

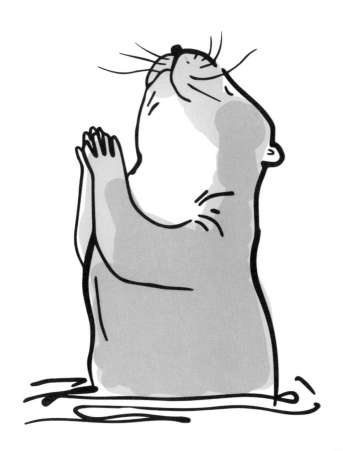

"妈妈，听你讲了半天医学知识，让我长了知识，开了眼界。你们医生真是了不起！"

"医学不仅治病救人，还能开启智慧。医学知识是人类智慧的大宝藏，等着同学们来挖宝呢，今后我还会给你讲医学的故事，你也可以讲给身边的人听。我要谢谢你认真听讲呢！说吧，要什么奖励？"

"还是妈妈懂我！我想吃……"

"是想吃烧烤吧？我告诉你，保护健康是随时随地都要注意、方方面面都不能忽视的，不仅仅是传染病一个方面。油炸和烧烤食物对身体健康很不好，一定要少吃或尽量不吃哦！"

"妈妈，可是，我馋啊！"

"那就把'馋虫'像对付病毒一样，把它'隔离'起来。"

"好的，'隔离'所有坏习惯，做个全优的好孩子！"

"孩子，你真棒！"

图书在版编目（CIP）数据

跟孩子谈与动物的"安全距离"/李光荣文；王素
燕图 .—北京：人民卫生出版社，2020

ISBN 978-7-117-29920-6

Ⅰ.①跟… Ⅱ.①李… ②王… Ⅲ.①动物源性疾病
—传播途径（流行病学）—防疫—少儿读物 Ⅳ.
①R184.3-49

中国版本图书馆 CIP 数据核字（2020）第 050454 号

人卫智网 www.ipmph.com 医学教育、学术、考试、健康，购书智慧智能综合服务平台

人卫官网 www.pmph.com 人卫官方资讯发布平台

跟孩子谈与动物的"安全距离"

文 李光荣
绘 王素燕

出版发行 人民卫生出版社（中继线 010-59780011）
地 址 北京市朝阳区潘家园南里 19 号
邮 编 100021
E－mail pmph @ pmph.com
购书热线 010-59787592 010-59787584 010-65264830

印 刷 三河市宏达印刷有限公司（胜利）
经 销 新华书店
开 本 889×1194 1/32 印张：4
字 数 46 千字
版 次 2020 年 4 月第 1 版 2020 年 8 月第 1 版第 2 次印刷
标准书号 ISBN 978-7-117-29920-6
定 价 49.00 元

打击盗版举报电话：010-59787491 E-mail：WQ @ pmph.com
质量问题联系电话：010-59787234 E-mail：zhiliang @ pmph.com